André Charbonnier

Caderno de exercícios para se libertar de seus medos

Ilustrações de Jean Augagneur
Tradução de Maria Ferreira

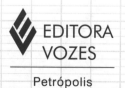

EDITORA VOZES
Petrópolis

© Éditions Jouvence S.A., 2017
Chemin du Guillon 20
Case 1233 — Bernex
http://www.editions-jouvence.com
info@editions-jouvence.com

Tradução realizada a partir do original em francês intitulado *Petit cahier d'exercices pour se libérer de ses peurs*

Direitos de publicação em língua portuguesa — Brasil: 2020, Editora Vozes Ltda.
Rua Frei Luís, 100
25689-900 Petrópolis, RJ
www.vozes.com.br
Brasil

Todos os direitos reservados. Nenhuma parte desta obra poderá ser reproduzida ou transmitida por qualquer forma e/ou quaisquer meios (eletrônico ou mecânico, incluindo fotocópia e gravação) ou arquivada em qualquer sistema ou banco de dados sem permissão escrita da editora.

CONSELHO EDITORIAL
Diretor
Gilberto Gonçalves Garcia

Editores
Aline dos Santos Carneiro
Edrian Josué Pasini
Marilac Loraine Oleniki
Welder Lancieri Marchini

Conselheiros
Francisco Morás
Ludovico Garmus
Teobaldo Heidemann
Volney J. Berkenbrock

Secretário executivo
João Batista Kreuch

Editoração: Leonardo A.R.T. dos Santos
Projeto gráfico: Éditions Jouvence
Diagramação: Sheilandre Desenv. Gráfico
Revisão gráfica: Fernando S.O. da Rocha
Capa/ilustrações: Jean Augagneur
Arte-finalização: Editora Vozes

ISBN 978-85-326-6501-0 (Brasil)
ISBN 978-2-88911-823-6 (Suíça)

Editado conforme o novo acordo ortográfico.

Este livro foi composto e impresso pela Editora Vozes Ltda.

Dados Internacionais de Catalogação na Publicação (CIP)
(Câmara Brasileira do Livro, SP, Brasil)

Charbonnier, André
  Caderno de exercícios para se libertar de seus medos / André Charbonnier ; ilustrações de Jean Augagneur ; tradução de Maria Ferreira. — Petrópolis, RJ : Vozes, 2020. — (Coleção Praticando o Bem-estar)

  Título original: Petit cahier d'exercices pour se libérer de ses peurs

  1ª reimpressão, 2021.

  ISBN 978-85-326-6501-0

  1. Medo   I. Augagneur, Jean. II. Título. III. Série.

20-34905
CDD-152.46

Índices para catálogo sistemático:
1. Medo : Sentimento : Psicologia   152.46

Cibele Maria Dias — Bibliotecária — CRB-8/9427

> "Tenho medo do dia em que não tiver mais medo."
> Martine Delerm, *Fragiles* [Frágeis].

Introdução – Somos tão impotentes assim?

O medo atrapalha nosso dia a dia, aparecendo sem se anunciar em nossos pensamentos, em nossas palavras, em nossos encontros... Às vezes muito visível, como quando temos medo de um animal, mas também insidioso, como quando recusamos um agradável convite sem razão aparente e quase a contragosto.

Embora fôssemos impotentes quando esses medos foram criados, não existe hoje qualquer razão para permanecermos escravos deles. Na verdade, é possível se libertar de seus medos e até modificar os programas de limitação, de desvalorização, de sabotagem etc. inconscientemente criados.

Este caderno de exercícios é uma oportunidade para conhecer essa parte sombria de nós mesmos: vamos identificar nossos medos, trazê-los à luz pouco a pouco e depois transcendê-los.

A vida tende a nos fazer acreditar que é natural ter medo. Mas na verdade é o contrário: podemos, praticando, nos aproximar de nossa verdadeira natureza.

O que realmente somos se encontra para além de nossos medos.

Identificar seus medos

O medo geralmente começa com o medo de ter medo. Tudo bem. Mas então o que aconteceria se eu não tivesse mais medo? Como seria minha vida se eu não tivesse mais medo do que dizem ou pensam de mim? Parece algo inimaginável, não é? Comecemos pelo começo.

Para viver sem medo, o primeiro passo é tomar consciência de seus medos. Temos a tendência de simplesmente lhes dar as costas! Um dia, compreendemos que a única solução é virar-se resolutamente e encará-los, olhá-los de frente. Real ou não, o medo nos convida a olhar o que existe do outro lado da cortina.

Em sua vida, se você vivesse sem medo, o que mudaria...

➡ ...em seu ambiente?

Você ainda trancaria a porta, deixaria de jogar fora os alimentos no dia em que expira o prazo de validade?

➡ ...em seus comportamentos?

Usaria os transportes públicos à noite?

Continuaria se calando por medo de desagradar?

➡ ...em suas crenças?

Continuaria se sentindo incapaz, desinteressante?

➡ ...em sua relação com os outros?

Continuaria se desvalorizando? Comparando-se?

Uma vida sem medo é uma vida repentinamente espaçosa. Isso causa vertigem, não?

Logo pensaríamos que somos um pássaro livre, não é?

Verifique agora todos os medos ativos que vivem em você:
as pessoas que lhe causam medo, as situações; as ideias paralisantes; as crenças, as fobias... Seja o mais exaustivo possível e complete esta lista assim que surgir uma nova ideia.

-
-
-
-
-
-
-
-

Um bom truque para completar essa lista é perguntar a seus amigos próximos sobre os medos que eles identificaram em você. Mas pergunte a alguém de sua confiança e que será benevolente com você. O objetivo é ajudá-lo(a), e não o(a) derrubar.

-
-
-
-
-
-
-
-

Guarde cuidadosamente essa lista. Ela será uma base de trabalho.

Definir o medo

> "Tudo é ruído para quem tem medo."
>
> Sófocles

O dicionário define o medo como: "Emoção experimentada na presença ou na lembrança de um perigo, real ou imaginário, de uma ameaça".

O que é o medo?

O medo é um sinal de perigo emitido por nosso corpo. É uma das principais emoções.

Existem duas grandes famílias de medos: os medos racionais e os medos irracionais.

➡ **Os medos racionais** nos alertam para um perigo real: o ataque de um animal, a possibilidade de um acidente, a proximidade do vazio etc.

O organismo então se mobiliza para fugir ou atacar: aceleração dos batimentos cardíacos, aumento da acuidade mental, decomposição das gorduras para fornecer mais energia etc. Esse tipo de medo gera então um comportamento "expansivo". Em outras palavras, há a produção de energia para o exterior. A adrenalina favorece e sustenta o esforço,

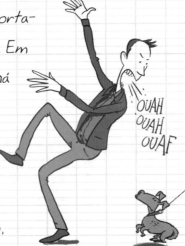
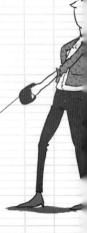

criando um estresse positivo. As emoções que os acompanham são também de tipo explosivo, como o ressentimento, o pavor ou a raiva.

➜ **Os medos irracionais** não correspondem a nenhum perigo na realidade: medo de ser rejeitado, de ser abandonado, de falar em público, de um exame, do futuro etc.

Esses medos são **inibitórios**. Geram um estresse negativo que tende a nos fazer desmoronar. As emoções correspondentes são de tipo implosivo, como a lassidão, a resignação, a apreensão, a depressão. Elas também podem gerar **compulsões**: adicções alimentares (bolos, álcool, bulimia etc.), ciúme, assédio telefônico (necessidade incontrolável de telefonar para o outro ou de que o outro telefone para nós), necessidade irrefreável de praticar esporte, de consumir, de se proteger por todos os meios...

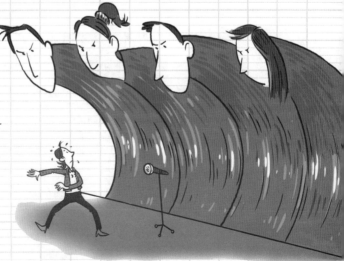

De onde vêm os medos irracionais?
São o traço de um evento traumático passado e têm uma causa direta ou indireta:

➡ **Causa direta:** Você foi atacado por um cachorro quando era criança, tem medo dos cachorros.

➡ **Primeira causa indireta:** Você se acusa para evitar acusar seus pais. Por exemplo, quando você começava a falar, seu pai o depreciava: você cria a mentira de que sua fala é inútil... Criando, assim, o medo de falar em público.

➡ **Segunda causa indireta:** Você se apropria diretamente dos medos de seus pais. Seu pai tinha medo de estranhos: você o descobre em você (observe que a maioria de seus medos indiretos é criada em conexão com seus pais).

Em que ocasiões eles se manifestam?
Criou-se uma associação íntima entre seu corpo e um evento traumático. Assim que uma situação idêntica (ou similar) ao evento inicial se apresenta, ela desencadeia a sensação corporal, mesmo que a situação presente não seja de forma alguma perigosa!
Se você foi atacado por um pastor alemão quando era criança, tem medo até de um chihuahua que está latindo bem longe.

Se você criou o medo da insegurança porque seu pai não o(a) protegia, pode ressentir a mesma emoção se o seu contrato de trabalho for por tempo determinado e se este for para você um símbolo de precariedade.

As fobias (medo de insetos, de cobras, do escuro etc.) representam um caso particular porque, embora irracionais, ainda assim são o resultado de um medo real que foi deslocado por nosso inconsciente. Se uma mãe nunca dava espaço para seu filho, impunha seus pontos de vista, essa criança vivia em uma verdadeira prisão simbólica. Mas, como era impossível confessar para si mesma que sua mãe era alienante, ela desloca esse medo para o medo das aranhas, pois estas simbolizam o aprisionamento pela associação com o inseto preso na teia. Há, portanto, um estresse "positivo" gerado pela adrenalina, mas totalmente estéril, uma vez que não é o verdadeiro perigo que é levado em consideração.

O medo não é uma massa compacta.

Retome sua lista de medos (cf. p. 6 e 7) e tente distinguir medos racionais, irracionais e fobias. A lista, agora dividida em três categorias, é menos assustadora. Com certeza, vai vê-la um pouco mais claramente...

- ....
- ....
- ....
- ....
- ....
- ....
- ....

O que você sente diante dessa nova lista? Ela dá vontade de penetrar nessa parte de sua história?

Que medo você gostaria de superar em primeiro lugar?

O medo está alojado no corpo

Pequena frase para conhecer e até mesmo decorar:

O medo se inscreve no corpo. E só pode se desinscrever pelo corpo.

Como os medos são armazenados?

As emoções são mensagens químicas desencadeadas pelas glândulas endócrinas. O medo é uma sensação corporal. O trauma que você sofreu se inscreve, portanto, tanto mental quanto corporalmente.

Felizmente, as regiões cerebrais implicadas no circuito do medo não estão cristalizadas. Nosso cérebro é plástico! O que significa que as coisas são reversíveis. É essa plasticidade que vai nos permitir reescrever a história...

Como o medo se expressa em seu corpo?
Assinale as casas que têm a ver com você.

➡ Sinais físicos
( ) Você está com a garganta seca ou com um nó.
( ) Está sem fôlego.
( ) Está arrepiado.
( ) Você foge (sebo nas canelas, pernas para que te quero).
( ) As pernas estão bambas, paralisadas.
( ) Os dentes batem.
( ) Os pelos se arrepiam.
( ) Está de cabelo em pé.
( ) O sangue congela nas veias.
( ) O coração bate muito rápido.
( ) A testa fica molhada, o suor escorre pelo rosto.
( ) Treme como vara verde.

( ) Você sente frio na espinha.
( ) Tem a respiração ofegante.
( ) Tem as pernas que tremem.
( ) Sente um aperto na garganta.
( ) Sente um aperto no peito.
( ) Sente um aperto no plexo.
( ) Sente um aperto no estômago.
( ) Tem a sensação de pressão na cabeça e se sente incapaz de pensar.
( ) Tem expressões de rosto (olhos baixos, sobrancelhas levantadas etc.)
( ) Tem tiques de linguagem ("Uh", "Bom", "E então" etc.)
( ) Tem uma linguagem corporal significativa (braços cruzados, ombros arqueados etc.).
( ) Seu tom é anormal (fala muito rápido, muito alto etc.).
( ) Corta a fala dos outros.
( ) ...

➡ **Sinais mentais**

( ) Questiona-se sobre o futuro.
( ) Vai passar no exame?
( ) Vai conseguir pagar as contas?
( ) Vai ser convidado?
( ) Vai ser aceito?
( ) Vai ser enganado?
( ) Vai ser abandonado?
( ) Vai ser julgado?
( ) ...

➡ **Você está em conflito aberto ou latente**

( ) Em seu trabalho.
( ) Em sua relação de casal.
( ) Com um amigo.
( ) Você se sente vítima de um complô.
( ) ...

➡ **Você remói o passado**
( ) Você sofreu uma injustiça e "isso não passa".
( ) Recrimina um comportamento ("eu deveria").
( ) Guarda rancor de alguém.
( ) Arrepende-se.
( ) ...

➡ **Você se julga**
( ) Você não se aceita como é (intelectual e/ou fisicamente).
( ) Você não se ama.
( ) Você se desvaloriza.
( ) ...

➡ **Você se sabota**
( ) Recusa as promoções.
( ) Provoca o fracasso de uma relação amorosa.
( ) Fracassa nos exames.
( ) Não termina o que começa.
( ) Você se sacrifica (ao dizer sim ao outro, diz não a você).

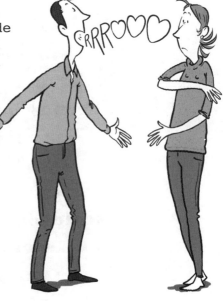

➡ **Você se compara**
( ) Com um amigo.
( ) Com um colega.
( ) Com seu parceiro.
( ) Com alguém que, segundo você, teve sucesso.
( ) ...

O medo é muito corporal, afinal não dizemos:

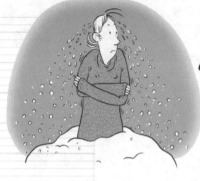

Estar morto de medo.
Suar frio.
Ficar arrepiado.
Ter o coração na boca.
Ter um baita medo.
Ter dor de barriga.
(É isso! O medo é visceral!)
De arrepiar os cabelos.
Ter um nó na garganta.
Pernas para que te quero.
Ter medo que se pela.
Ter cagaço.
Ficar branco de medo.
Gato escaldado tem medo de água fria.
Gelar o sangue.
Estar em palpos de aranha.
Entrar em pânico.
Tremer como vara verde.
Ter medo da própria sombra.

Dê um rosto ao seu medo

Se o seu medo fosse um animal, qual seria ele?
Como se comporta esse animal?
É interessante comparar seu medo a um animal, pois é uma porta de entrada para uma emoção. Com efeito, como veremos ao longo deste caderno, o objetivo é sempre retornar à emoção e às sensações geradas pelo medo e interromper o mental que impõe sua lei.

Recorte uma imagem desse animal e cole a imagem de seu medo aqui.

Anote as emoções que surgem em você em 4 minutos...

Se seu medo fosse um personagem de filme, de romances, de história em quadrinhos...? Recorte uma imagem e cole aqui.

Anote as emoções que surgem em você em 4 minutos...

Se seu medo fosse um objeto?
Recorte uma imagem e cole aqui...

Anote as emoções que surgem em você em 4 minutos...

O medo nos dá medo

Queremos a todo custo não sentir medo. Dizem que o medo é aversivo: queremos dar-lhe as costas. Temos medo de perceber nossa impotência diante do perigo: Não ouso enfrentar meu chefe porque tenho medo das consequências que isso poderia ter.

Por fim, temos medo de nossa potência. Associamos inconscientemente potência e violência, pois é o que guardamos de nossas experiências e da história: a maior parte do tempo, o poder é tomado e se manifesta na violência. Como sofremos essa violência (ou vimos pessoas próximas sofrerem), temos medo daquela que está em nós e que ameaça sair...

Além disso, a expressão de nossa potência se opõe às injunções para nos desvalorizarmos, para fracassarmos, para nos sabotarmos que construímos para obedecer às nossas mentiras.

Por todas essas razões, recalcamos a maioria dos nossos medos; ou seja, não temos consciência deles. Nós os varremos para debaixo do tapete...

Identifique situações às quais você vira as costas...

➡ **Em seu trabalho:**
-
-
-
-

➡ **Em suas relações:**
-
-
-
-

➡ **Em sua vizinhança:**
-
-
-
-

➡ **Em seu lazer:**
-
-
-
-

➡ **Outras:**
-
-
-
-

O medo por trás do medo

Se tem medo de não passar no exame, ele é mais forte do que você: você treme, transpira, torna-se incapaz de pensar... Na verdade, o exame é apenas um **símbolo**. Vimos mais acima que a aranha representa a mãe (também pode representar uma outra mulher; a avó, p. ex. Ela é o seu símbolo. Do mesmo modo, o exame é o símbolo do julgamento. O escuro é o símbolo da agressão possível; o dinheiro é o da segurança ou da potência; o avião é o do projeto, do objetivo etc.

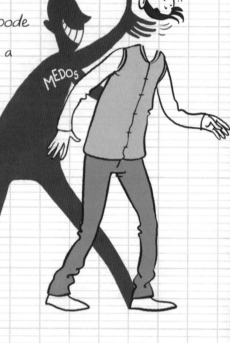

Com um trabalho sobre si mesmo é possível trazer o medo por trás do medo para a consciência.

Quando assinalar as proposições da lista abaixo **tente relacionar seu medo e seu símbolo:**

( ) Medo de ser julgado.
( ) Medo de ser rejeitado.
( ) Medo de ser abandonado.
( ) Medo de ser humilhado.
( ) Medo de ter vergonha.
( ) Medo de ser violado.
( ) Medo de ser violentado fisicamente.
( ) Medo de ser traído.
( ) Medo de faltar.
( ) Medo de se engajar (medo de ser prisioneiro).

Se for difícil para você, procure ajuda na internet fazendo uma pesquisa sobre os símbolos, digitando, por exemplo, "medo do escuro".

A culpa

A culpa é um dos mais poderosos motores de nosso funcionamento. Tomemos o exemplo de nossa necessidade de amor e de segurança. Esta é tão importante que, se os pais estão falhando nessas áreas, a criança é muitas vezes incapaz de aceitar a situação. E até mesmo se proíbe de acusá-los e de reconhecer a responsabilidade deles. Para explicar a falha deles ela pode até chegar a se acusar pelo que está sofrendo. A tendência a se acusar torna-se uma espécie de reflexo.

Identifique pelo que você se sente culpado...

... seja diretamente (p. ex., sinto-me culpado quando dedico tempo a mim mesmo), seja observando as tendências por trás das quais a culpa se esconde:

➡ O medo de ser bem-sucedido

Se um de meus pais não tinha uma boa autoestima é possível que, ao ver meu sucesso, ele tenha procurado me desvalorizar para que eu não o supere. Torno-me inconscientemente culpado por tornar essa pessoa infeliz. Para evitar isso, doravante, me proíbo ser bem-sucedido (esse medo pode ter outras origens). Assim que um símbolo de sucesso se apresenta na vida (sucesso nos exames, cargo de responsabilidade, salário alto etc.) eu o recuso ou me saboto.

➡ A tendência a se sacrificar

Sou uma jovem. Minha mãe me obrigava a fazer as tarefas domésticas: criei o medo de não ser amada e a mentira de que devo me sacrificar para obter esse amor. Quando adulta, se estou em um grupo (p. ex., em um fim de semana entre amigos) e não participo das tarefas domésticas eu me culpo.

➡ A tendência à autodesvalorização

Ouvia cotidianamente em casa: "Você é inútil, nunca será bem-sucedido, vai acabar como varredor..." Mais tarde, se meu chefe me desvaloriza, jamais me revolto.

Pequena lição de vocabulário

A língua portuguesa é rica. E nossa psique, complicada! As palavras para o medo não são neutras. Assim, cada emoção ou sentimento nos entrega uma mensagem. Eis os diferentes níveis de medo, acompanhados da mensagem enviada em função da intensidade.

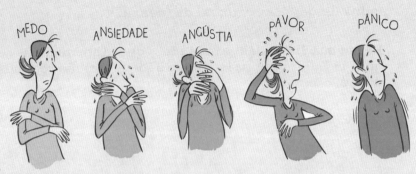

Medo: atenção, perigo! Devo me preparar para fugir ou atacar.
Cagaço: devo me preparar para a prova. O cagaço faz com que mobilize minha energia.
Temor, apreensão: tenho medo de antemão. Essa situação que antecipo corresponde a um medo real ou irracional?
Inquietude: tenho um medo difuso por antecipação, sem motivo comprovado, concreto.
Mal-estar: sinto um pequeno medo do qual ignoro a causa.
Ansiedade: sinto uma crescente inquietude por causa da incerteza.
Afobamento: tenho medo e estou submerso(a). Estou diante de um medo e meu mental não está "equipado" para tratá-lo, seja porque ele me é desconhecido, seja porque há elementos demais para gerenciar ao mesmo tempo.
Temor: tenho muito medo de uma ameaça muito próxima (no tempo ou no espaço).
Angústia: sofro um medo intenso cuja origem desconheço, criando um mal-estar físico que "pressiona" a garganta, o peito, o plexo solar ou a barriga (vários lugares podem ser pressionados ao mesmo tempo).
Terror: atenção, perigo de morte.
Pavor: sinto terror e também uma sensação de surpresa.
Obsessão: estou obcecado por um medo recorrente (cf. fobia).
Fobia: estou submerso(a) em um medo desproporcional e irracional.
Pânico: estou totalmente paralisado, incapaz de mobilizar o mínimo recurso para superar o evento.

"São poucos os monstros que merecem o medo que temos deles."

André Gide, *Os frutos da terra*.

> **Pegue sua lista** das situações que lhe causam medo e qualifique com mais precisão a emoção correspondente.
>
> - ....
> - ....
> - ....
> - ....
> - ....
> - ....
> - ....

Programa padrão e conexões neurais

Cada pensamento segue um certo caminho no cérebro. A informação circula entre os neurônios graças às conexões temporárias. Quando um pensamento ou um funcionamento tornam-se recorrentes essas conexões se cristalizam, esclerosam, tornam-se permanentes. Isso significa que o mesmo estímulo, o mesmo sinal, desencadeará sempre o mesmo o comportamento. A escolha não existe mais.

Assim, se você tem medo de ser abandonado e quando um de seus amigos cancela um encontro, o circuito neuronal é acionado e a sensação de ser abandonado surge imediatamente. Na verdade, é porque, inconscientemente, você espreita os sinais, os símbolos do abandono. A reação se desencadeia apesar de você, **querendo ou não!**

Surge então essa frase que conhecemos tão bem: "É mais forte do que eu".

Esse comportamento automático leva o nome de "programa padrão", pois não há nada que o impeça de se desencadear.

Identifique todas as suas reações automáticas sob o domínio das diferentes formas de medo. Como evoluem seus pensamentos?

Exemplos
Assim que recebo um elogio, é automático: eu me desvalorizo.
Assim que alguém está em dificuldade, é mais forte do que eu: devo ajudá-lo (síndrome do bom samaritano).
Assim que falo de mim peço perdão por incomodar.
Sua vez!

- ....
- ....
- ....
- ....
- ....

"Tenho medo; portanto, existo."

Xavier Pommereau, Ado à fleur de peau [Adolescente à flor da pele].

Conheça (enfim!) seus medos

"O medo é duro e intransponível, mas quando nele adentramos passamos através dele como uma folha de papel sobre a qual um palhaço teria desenhado tijolos."

Monique Proulx, Le cœur est un muscle involontaire [O coração é um músculo involuntário].

As pessoas são seres paradoxais: elas pagam para andar na montanha russa e fogem quando elas estão em seu interior!

As palavras e as cores do medo
Quais são todas as palavras que lhe vêm à mente quando você pensa no medo. Não se censure, anote tudo o que vier à sua cabeça. Não deixe ao medo seu poder da sombra, traga tudo à luz. **O que o medo menos gosta é da consciência.**

-
-
-
-
-

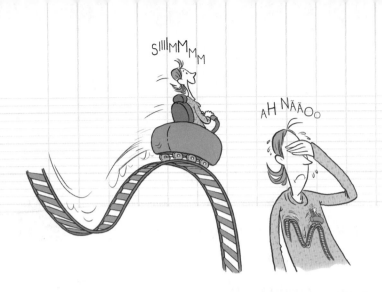

Escreva seus medos em letras garrafais,
em maiúsculas, na vertical, pontilhadas, coloridas.
O medo deve ser visto, ele parou de se esconder!!!

O medo como herança
➜ Os medos dos pais

Nos medos indiretos vimos que existem os medos de nossos pais. Sem percebermos, queremos conservar a imagem de pais infalíveis. Esbarramos então com um problema quando eles são falhos. Se constato que meu pai é medroso, covarde diante da adversidade, estou diante de um paradoxo, pois a realidade não corresponde à imagem... Para resolvê-lo vou simplesmente dizer para mim mesmo que meu pai tem razão, que é desse jeito que se deve agir. Mas infelizmente isso tem um efeito colateral: se meu pai tem razão, devo fazer como ele... E pronto, o medo da adversidade está entranhado em mim!

Nossos pais construíram seus próprios medos e, sem necessariamente desejá-lo, no-los transmitiram mais ou menos como os vírus informáticos.

Além disso, se um de nossos pais sofreu uma injustiça e dela se lamenta, nossa tendência será o desejo de repará-la.

Sob a mesma perspectiva, se um de nossos pais é falho, o nosso desejo talvez seja o de querer resolver o problema devolvendo-o ao seu pedestal, arrumando o que ele não arrumou.

> **Identifique e anote quais os medos de seus pais.**
> Quais deles você encontra em você?
> - ....
> - ....
> - ....
> - ....
> - ....
> - ....

➨ As zonas de vida

Nossa vida pode ser representada como círculos concêntricos. O círculo central corresponde à nossa **zona de conforto**. Nela nos sentimos perfeitamente em segurança. O espaço entre o primeiro e o segundo círculos representa nossa **zona de desconforto**. A tarefa a ser realizada, o lugar onde estamos ou as pessoas próximas nos submetem a uma pressão: estamos estressados.

Para além dessa segunda fronteira começa a **zona de pânico**. Não dominamos mais nada, estamos paralisados como o rato diante de uma cobra, totalmente incapazes de enfrentar.

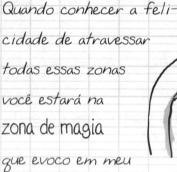

Quando conhecer a felicidade de atravessar todas essas zonas você estará na **zona de magia** que evoco em meu livro **Plus de peurs que de mal** [Mais medos do que dificuldade] (Editora Points), ali onde sua intuição está no comando de sua vida.

O que você faria de diferente se confiasse totalmente em si mesmo?
(Em família, profissionalmente, no esporte, em grupo...)

- ....
- ....
- ....
- ....
- ....

"O que nos dá medo é muito mais a ideia que fazemos das coisas do que a percepção que temos delas. Nossos medos são praticamente os produtos de nosso próprio espírito."

Boris Cyrulnik, *Éloge de la peur* [Elogio do medo].

Por que o medo é contagioso?

Quando temos medo emitimos partículas odoríferas chamadas feromônios. Embora essa função seja menos ativa nos humanos do que nos outros animais, percebemos inconscientemente "o odor do medo".

Por outro lado, somos seres vibratórios. Nosso corpo emite constantemente radiações em certos comprimentos de ondas. Inconscientemente decodificamos as mensagens energéticas de nosso ambiente. É por isso que às vezes você percebe o estado de espírito de seus próximos sem que nenhuma palavra seja pronunciada.

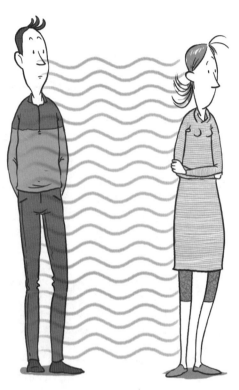

Agora feche os olhos e mergulhe no ressentido de um de seus medos profundos. Deixe retornar as sensações, as emoções, os pensamentos, as reações... Depois faça um desenho dele.

Questionário sobre o medo

1) **Qual é o animal mais perigoso do mundo?**
   a. A cobra.
   b. O mosquito.
   c. O tubarão.

2. **Qual é o medo consciente mais compartilhado entre os adultos?**
   a. O medo da guerra.
   b. O medo do desemprego.
   c. O medo da solidão.

3) **Qual é o medo mais enraizado no inconsciente coletivo?**
   a. O medo da violência.
   b. O medo de ser abandonado.
   c. O medo do escuro.

4) **Quais são os dois únicos medos inatos (naturais)?**
   a. O medo da queda livre.
   b. O medo do fogo.
   c. O medo dos ruídos estridentes.

5) **Por que todo mundo tem medo de ser rejeitado?**
   a. Porque todo mundo viveu o abandono.
   b. Porque todo mundo tem secretamente vergonha do que é.
   c. Porque é o medo atávico de ser banido do clã.

6) **O que é a triscaidecafobia?**
   a. O medo dos trísceles (símbolo bretão de três espirais).
   b. O medo dos caleidoscópios.
   c. O medo do número 13.

7) **Qual é a origem da palavra *talismã*, esse pequeno objeto protetor mágico?**
   a. Do persa *tilism*.
   b. Do árabe *telsan*.
   c. Do grego *telesma*.

Respostas

1) Resposta b: o mosquito causa 800 mil mortes por ano; as cobras, 50 mil; o tubarão está na 15ª posição com 10 mortes por ano, embora seja o "vencedor" no nível simbólico... É bem difícil, de todo modo, imaginar um filme intitulado *O mosquito assassino*.

2) Resposta a: ele remete ao medo atávico de sofrer impotente a explosão do horror. Note que isso ocorre porque a maioria é pacífica ou, pelo menos, não treinada para a guerra.

3) Resposta c: O medo do escuro está gravado em nosso cérebro reptiliano no qual se enxertará o medo infantil de ser separado da mãe.

4) Resposta a: Finja que vai deixar um bebê cair alguns centímetros, ele sentirá medo. Resposta c: Todo bebê começa a chorar muito na presença desse ruído.

5) Resposta c: Ser banido significava perder a segurança do clã. Era a morte garantida. O banimento era considerado pior do que a morte, pois a pessoa se tornava indigna de ser protegida pela tribo.

6) Resposta c: Stephen King, autor de sucesso de romances de terror, confessou uma triscaidecafobia que o impede de ler a página 13 dos livros.

7) Resposta c: A palavra *telesma* designava um rito religioso; passou então pelo árabe, pelo persa, e depois pelo italiano e, finalmente, pelo espanhol, chegando à França, por volta de 1600, com a acepção "objeto ao qual atribuímos virtudes mágicas".

Atravessar seus medos

"O porão no qual você tem mais medo de entrar é aquele que guarda o tesouro que você procura."

Joseph Campbell, *Reflexões sobre a arte de viver.*

Temos medo do medo. O problema é que não somos o suficientemente curiosos. Não podemos sair de um cômodo sem ter entrado nele! Talvez tenhamos medo de uma coisa que pode se revelar fabulosa para nossa vida...

Diante de um medo irracional, uma escolha sempre se oferece a nós. Podemos optar pelo imobilismo ou pela fuga. Conhecemos então uma vida de bloqueios e de frustrações. Reclamamos de uma falta de sorte ou de sucesso; mas, na verdade, conhecemos a amargura de não ter nem mesmo tentado.

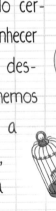

Se corrermos o risco de enfrentar nosso medo certamente vamos conhecer um momento de desconforto, mas escolhemos a via da liberdade, a via da expansão, a via da descoberta: a aventura da vida.

O medo é uma emoção que se expressa através do corpo. Se queremos sair do medo devemos passar por uma experiência corporal. O medo pega a estrada do caminho neuronal em nosso cérebro. Vamos libertá-lo utilizando nosso segundo cérebro: o intestino.

O Dr. Gershon, neurogastroenterologista e autor do livro **The Second Brain** (O segundo cérebro. Editora Elsevier) descobriu que o intestino contém mais de 100 milhões de neurônios e secreta 20 neurotransmissores idênticos aos produzidos pelo cérebro.

Compreender com o cérebro "de cima" não basta, precisamos passar de uma compreensão intelectual a uma compreensão visceral. Para isso, em vez de fugir das situações ou das pessoas aterrorizantes é preciso mergulhar "dentro", ir ao mais profundo daquilo que sentimos. A boa notícia é que nada nos obriga a ir até lá **na realidade**.

Os pequenos animais não comem os grandes...

É estimulante tentar racionalizar seus medos. "Afinal, eu sei muito bem que uma aranha não pode me devorar nem vai me atacar."

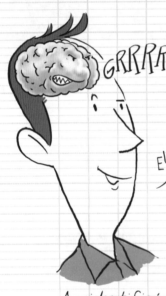

Embora seja útil se lembrar disso para limitar suas próprias reações (p. ex., fugir gritando), não é dessa forma que nos libertamos porque, justamente, como o medo é irracional... é impossível ser racional.

Ao praticar os exercícios da primeira parte você cumpriu uma primeira etapa muito importante: levar em conta os seus medos. Ao identificá-los de diferentes maneiras você aumentou sua consciência. Ou seja, você trabalhou na parte mental.

Essa etapa é muito importante porque, assim, você decidiu olhar seus medos de frente. Deixou de fugir. Seu medo não lhe causará mais medo!

Quando você associou seus medos a animais, a personagens (cf., p. 17-19), quando você se impregnou dessas expressões (p. 16) começou a trabalhar sobre a parte corporal.

Agora você está pronto e equipado para mergulhar em seus medos e se dissociar deles. Torne-se o espeleólogo de seus medos!

A necessidade de passar pelo corpo

Como vimos na primeira parte, todo medo é corporal. Há uma associação entre seu corpo e um evento traumático passado. Isso significa que o medo está inscrito, "engramado"[1] em seu corpo.

É dessa sensação que você deseja se livrar. Para tanto, é fundamental e absolutamente necessário passar pelo corpo.

Os pesquisadores e as experiências para tratar dos choques traumáticos, das fobias, dos bloqueios emocionais etc. produziram duas grandes famílias de terapias:

Nota
[1] - Um engrama é um traço deixado no cérebro por um evento do passado e que constituiria o suporte da memória.

As terapias que passam pelos movimentos oculares, como a EMDR (Eye Movement Desentization and Reprocessing – Reprogramação e dessensibilização pelo movimento do olho) e a DMOKA (Desprogramação pelos movimentos oculares, cinestésicos e auditivos).

E as terapias que passam pelas sensações corporais como o método TIPI (Técnica de identificação sensorial dos medos inconscientes) ou NERTI (Limpeza emocional rápida dos traumatismos inconscientes).

Apresentamos aqui uma de cada família. Teste aquela que for mais adequada para você.

Encontrar seu corpo de energia

Para passar pelo corpo primeiro é preciso encontrá-lo. Isso pode parecer absurdo, mas aqueles que praticam a meditação sabem a que ponto estamos separados de nossas sensações. Nossa tendência a colocar o mental no centro de nosso cotidiano ("Eu penso, logo existo") nos faz perder a conexão com nosso corpo de energia e, portanto, com a vida em nós.

O corpo é um organismo vivo em constante evolução. A cada segundo 10 milhões de células morrem... e 10 milhões nascem.

O corpo possui sua própria energia e é a energia da vida.

Penetrar em seu corpo

Feche os olhos e leve sua atenção para sua língua com a intenção de relaxá-la. Respire calmamente e, a partir de sua boca, sinta todos os músculos do rosto relaxarem.

Em seguida, dirija a atenção para seu corpo. Cuidado, **não se trata de pensar em seu corpo, mas de simplesmente penetrá-lo.** Se tentar refletir, pensar em seu corpo, você só encontrará... pensamentos. Trata-se de **sentir.**

Sinta, procure a vida no interior de suas mãos, de suas pernas, de seu peito, de seu ventre, de sua boca...

Procure, por exemplo, **a vitalidade** de suas mãos. Você sentirá uma espécie de vibração, de formigamento... Se persistir e mergulhar no que está experimentando talvez até sinta uma espécie de sensação de poder, de potência.

Ao percorrer seu corpo a partir do interior procure em que lugar a sensação aparece mais facilmente. Deixe-a se desenvolver e depois passe para uma outra parte, sempre conservando a primeira.

Se sentir o formigamento em suas mãos passe, por exemplo, para o peito. Certamente você o sentirá nas mãos e no peito.

Acrescente pouco a pouco todas as partes de seu corpo. Você deve consegui-lo rapidamente em um ou dois minutos.

Conseguiu? Muito bem, pois ao acessar o seu corpo de energia você domina o ponto de partida do medo (o mental) e o ponto de chegada (o corpo).

Como emoção, o medo é químico, corporal. Há a fusão entre o pensamento e o corpo. Para se libertar deve haver "desfusão". É o mesmo princípio de quando você corta o circuito elétrico entre a fonte de energia e a lâmpada: esta se apaga.

A desfusão pelos movimentos oculares

Um exercício simples permite penetrar com toda segurança em uma certa profundidade de si mesmo.

A bola de cristal

Acesse seu corpo de energia e retorne a uma situação em que o medo se manifestou. Você sente novamente a emoção que então se desencadeou. Anote a intensidade de seu medo em uma escala de 0 a 10. Imaginemos que se trata do medo de falar em público. Você se revê entrando na sala, vê o microfone que está ali esperando e, então, tudo começa...

Imagine que você pega a situação e a tranca em uma bola de cristal. Coloque-a diante de seus olhos e imagine que ela desenha um 8 deitado no ar. Acompanhe-a com os olhos durante uns 30 segundos...

Respire, feche os olhos e retorne ao momento do desencadeamento da emoção... Você não sente mais medo.
Pratique esse exercício com diferentes medos que você sente regularmente e, depois, confronte-se mais uma vez com a situação. Em uma escala de 0 a 10, qual a sua posição agora?
Se permanecer um traço da emoção recomece o exercício prestando atenção para efetuar antes o que chamamos em PNL uma **varredura**, que consiste em pensar completamente em outra coisa por um instante...

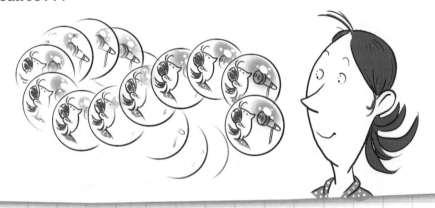

O mergulho corporal

Como evitamos com todas as nossas forças as sensações de medo, nós as impedimos de se expressarem em nosso corpo. Elas continuam, pois, agindo, ainda que estejam profundamente escondidas, surgindo como um diabo de sua caixa quando um evento vem libertá-las.

Se, ao contrário, nós as deixamos se manifestar livremente, elas vão abandonar nosso corpo como um mau odor deixa a casa quando abrimos as janelas.

Abaixar a intensidade do medo

É preciso (sobretudo no início) estar em um lugar em que você se sinta seguro. Você está em um lugar tranquilo e não será incomodado.

Escolha um de seus medos em sua lista e um dia específico em que ele se manifestou. Comece por um medo de intensidade média. Por exemplo, você tem medo do vazio, sem ser, no entanto, fóbico a ponto de desmaiar por conta dele. Você retorna ao momento em que estava na varanda de um de seus amigos, no décimo-segundo andar. Anote a intensidade de 0 a 10.

Feche os olhos, encha seu corpo de energia... Retorne à varanda. Normalmente, assim que seu pensamento se aproxima desse momento você logo começa a pensar em outra coisa.

Hoje, ao contrário, **você mergulha profundamente.** Está em seu corpo de energia e presta atenção ao que se passa unicamente em seu corpo. Não reflete mais, **você ressente...** e observa. Nenhum julgamento, nenhuma vontade; você deixa essas sensações evoluírem, não importa quais sejam elas! Você deixa acontecer.

Sem que precise fazer alguma coisa as sensações talvez se manifestem em seu corpo, talvez mudem de lugar, talvez se tornem mais intensas (é por essa razão que você escolherá primeiramente medos de intensidade média), e depois isso vai se tornar mais leve... E desaparecer.

Quando tudo desaparecer retorne em imaginação à varanda. Anote sua sensação de 0 a 10. Em seguida vá realmente à varanda e verifique. Se ainda restar um vestígio de medo (p. ex., 3/10, refaça o exercício na varanda (efetuando uma varredura entre os dois). Você só precisará de 1 a 2 minutos. Abra os olhos e olhe, você deve se sentir no 0.

Quando tiver dominado bem esse exercício retome a lista de todos os seus medos e pratique. Parece bom demais para ser verdade? Tente e verá.

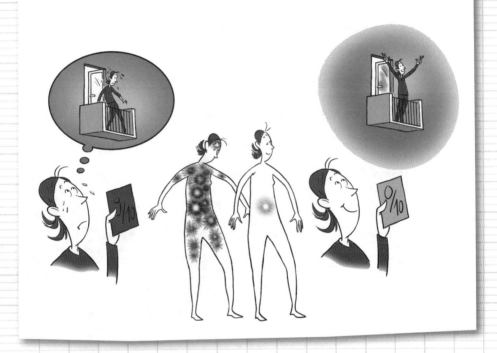

Esses dois exercícios funcionam perfeitamente para os medos diretos (você tem medo de cachorro porque, quando criança, foi mordido). Para os medos indiretos (tendência a se sabotar, medo de ser rejeitado etc.), embora eles desfaçam a associação entre o traumatismo e as emoções de medo, nem por isso o libertam da causa do traumatismo. Assim, se você criou medo das aranhas para se proteger inconscientemente de sua mãe, não terá mais medo das aranhas, mas nada terá resolvido de sua problemática em relação à sua mãe. Para limpar isso é conveniente fazer um trabalho mais profundo, como o Festen[2], a terapia que desenvolvi nesse sentido.

Modificar seus programas

Uma vez libertado do medo você não estará mais submerso nele. Não tremerá mais com a possibilidade de falar em público; contudo, você ainda vai ignorar como fazer um bom discurso.

Convém, pois, "reprogramar" seu mental para estabelecer novas estradas de funcionamento.

Vejamos então alguns exercícios simples.

Nota
[2] - www.festeninstitute.com

Passar da linguagem negativa à linguagem positiva

Todas as emoções podem ser reduzidas a duas emoções fundamentais: o amor e o medo. Quando você fala negativamente caminha em direção ao medo; quando fala positivamente vai em direção ao amor. Todas as situações podem ser vistas dos dois lados; é uma escolha sua.

Exercício

Liste todas as fórmulas negativas que você utiliza e passe-as para o positivo.

Em vez de dizer: Sou incapaz por causa de minhas varizes.
Dizer: Tenho sorte de ter duas pernas.

Em vez de dizer: Que droga, está chovendo!
Dizer: Que bom, está regando a natureza.

Em vez de dizer: Estou cansado de morar em um apartamento tão pequeno.
Dizer: Estou feliz por ter um teto.

➞ Sua vez!
Em vez de dizer: ....
Vou dizer: ....

Em vez de dizer: ....
Vou dizer: ....

Em vez de dizer: ....
Vou dizer: ....

Tempo forte

"Compreendi que, quando acreditava em meus pensamentos, eu sofria; mas que, quando não acreditava neles, não sofria, e que isso valia para todos os seres humanos. A liberdade é simples assim."

Byron Katie, *Investiguez vos pensées, changez le monde* [Investigue seus pensamentos, mude o mundo].

Quando sua reflexão está no piloto automático geralmente tende a criar o pior: "Vou ser demitido, vão me cortar a fala, nunca vou conseguir, sou incapaz etc."

Recopie essa frase e coloque-a em algum lugar de destaque:

Deixo de acreditar em meus pensamentos

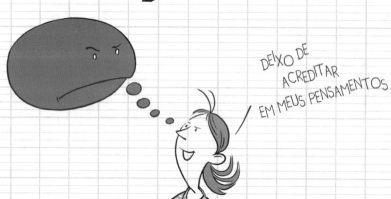

> *Toda vez que um pensamento negativo aparecer vá primeiro até seu corpo de energia e veja se algumas sensações negativas se manifestam em você. Depois diga essa frase em voz alta.*

Instalar programas intencionais

Existe uma técnica para abrir um novo caminho de comportamento. Depois de tê-lo criado, quanto mais usá-lo mais a estrada do programa padrão se estreitará e mais esse pequeno caminho se tornará a nova estrada.

Para isso vamos utilizar novamente algumas posições oculares.

Mudar as crenças

Retome a lista de seus programas padrão (cf. p. 27) e determine o oposto para cada um deles. Trata-se de determinar uma crença positiva no lugar da crença negativa em relação ao seu medo.

Exemplo

Eu procrastino. ➤ Eu realizo as tarefas imediatamente.
Eu me desvalorizo. ➤ Eu me valorizo.
Deixo os outros me diminuírem. ➤ Eu me afirmo em todas as circunstâncias.

Determine assim seu objetivo. Ele deve ser curto, simples e sempre expresso de maneira positiva (caso contrário, seu cérebro vai gravar um programa negativo)!

➤ **Sua vez!**

- ....
- ....
- ....
- ....
- ....

Por exemplo, você escolheu gravar um novo programa intencional: **"Eu me afirmo em todas as circunstâncias"**.

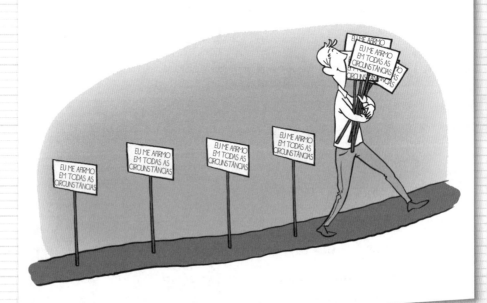

Repita essa frase 10 vezes seguidas acompanhando-a com movimentos oculares precisos. Fale na expiração e totalmente concentrado em seu propósito. Se perceber que está pensando em outra coisa, que começa a gaguejar ao pronunciar a frase, recomece a partir dessa posição ocular.

Vamos? Comece colocando sua mão esquerda sobre a testa e a direita atrás da cabeça. Esta permanece fixa, só os olhos se mexem.
Comece olhando para frente: **"Eu me afirmo em todas as circunstâncias"**.
Em seguida, dirija o olhar para o alto (a cabeça continua reta), novamente, diga sua frase. Depois, continue com o olhar para o alto à esquerda, à esquerda (na linha do horizonte), para baixo à esquerda, para baixo, para baixo à direita, à direita, para o alto à direita. Por fim, repita-a uma décima e última vez olhando para frente, bem para frente.

➥ Termine com:

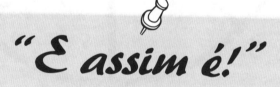

"É assim é!"

Por fim, todas as manhãs durante sete dias repita sua frase (inútil refazer as nove posições oculares). A repetição diária enraíza o programa intencional, traçando um pouco mais a cada vez o novo caminho.
Encontre um truque para não se esquecer. Por exemplo, coloque um *post-it* no espelho do banheiro.
Grave apenas um programa intencional por dia em seu cérebro.

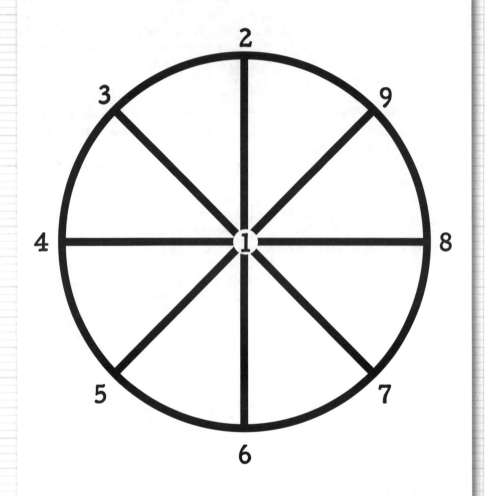

Para ajudá-lo,
siga as linhas a partir
do centro do círculo.

Toda mudança supõe uma ação.

Uma vez estabelecidos seus programas intencionais é preciso manifestá-los na matéria, em seu cotidiano. Para isso você deve passar à ação. É a diferença entre o aprendizado e a experiência, eis por que "não existe mudança sem ação".

Em um primeiro momento você vai trabalhar nos programas intencionais estabelecidos pelas nove posições oculares.

Depois de sete dias de repetição diante do espelho comece a praticar colocando durante toda a semana seguinte o foco nesse programa. Por exemplo, trabalhe na afirmação de si mesmo.

Faça uma lista no que você precisa prestar atenção em sua postura:
- **Atitude:** ombros abertos, olhar reto, queixo levantado etc.
- **Voz:** impostação, articulação precisa, tom determinado etc.
- **Fala:** positiva, nenhuma justificação, nenhuma desvalorização etc.
- **Roupas:** cores combinando, vivas e circunspectas.
- **Etc.**

ESTOU BEM

Avance tranquilamente, evite o erro de querer fazer tudo ao mesmo tempo... "Quem tudo quer tudo perde". Focalize em um programa e trabalhe nele todos os dias.

Você vai rapidamente constatar uma melhora e logo terá um bom desempenho nesse campo.

Quanto mais praticar, mais você irá traçar novas vias neuronais. Na mesma ocasião, grave uma nova crença muito importante:

"Sou capaz de mudar, consigo me melhorar, estou avançando."

Trabalhe seus defeitos

O mais simples é pedir ajuda, pois vemos mais o problema do vizinho do que o nosso.
Pergunte a alguém de sua confiança, alguém que realmente lhe queira bem. Peça-lhe para dizer os defeitos que observa em você.

Você poderia ouvir por exemplo:
➡ Você fala rápido demais.
➡ Você fala alto demais.
➡ Você não articula, é incompreensível.
➡ Você não fica reta.
➡ Você corta a palavra de todo mundo.
➡ Você faz um ruído desagradável quando come.
➡ Você não olha o outro nos olhos quando se dirige a ele.
➡ Etc.

Primeiro, tome consciência do medo que está por trás e verifique se você o limpou bem. Em seguida, a maioria dos seus defeitos poderá ser objeto de uma reprogramação com as nove posições oculares. Depois de sete dias de repetição, passe à ação.

Tomemos o exemplo do fluxo de palavras muito elevado. Avalie em uma escala de 1 a 10; por exemplo, você dá a nota 7/10. Trabalhe sobre isso durante uma semana. Coloque o foco em sua intenção de baixar seu fluxo para atingir a velocidade de 3/10.

Seu objetivo é consegui-lo a cada instante e em todas as circunstâncias.

Importante!

Sua mudança será tanto mais eficaz quanto mais a tornar um jogo. Com efeito, se observar suas experiências passadas observará que temos dificuldade de aprender sob pressão.

No primeiro dia divirta-se durante cinco minutos retomando os comandos de sua vida. Assim que isso se tornar uma pressão, pare. Retome quando tiver vontade de se divertir. Talvez isso seja lúdico durante 10 minutos. Mais uma vez, encerre o treinamento assim que ele não for mais agradável.

Procedendo assim, você foca no prazer e aprende cada vez mais... O desempenho vem por acréscimo!

O importante é ser regular. Pratique pouco, mas pratique todos os dias!

A atitude de vitória

É claro que se você anda encurvado, os olhos no chão, está manifestando seus antigos medos. Alguns instantes por dia, pratique a atitude de vitória. Fique com as pernas afastadas, o peso bem no meio de seus pés, os punhos sobre os quadris, o queixo levemente para cima, os ombros levemente abaixados para trás. Você está solidamente estruturado, nada pode abalá-lo!

Variante: as pernas afastadas, o peso bem no meio dos pés, o busto levemente para trás, o queixo erguido e os braços erguidos em V, punhos cerrados.

Isso pode parecer simplista; mas, na verdade, se praticar, vai sentir sua vida se modificar radicalmente! Pratique no elevador, antes de entrar na casa de alguém, diante do espelho, antes de um encontro profissional... O efeito é espetacular.

Aprender a fracassar

"A experiência é o nome que cada um dá a seus erros."

Oscar Wilde

Você só avança com uma condição: aceitar que o aprendizado passe pelo fracasso. Imagine um bebê aprendendo a andar. Quantas vezes ele não vai cair antes de consegui-lo. Você consegue imaginá-lo dizendo-se depois de três dias:

"Desisto, isso não é para mim!"

Quanto mais fracassar, mais você conseguirá. Quanto mais cair, mais irá se levantar.

A progressividade

Fixe objetivos atingíveis. Se você tem medo da água talvez seja difícil ir diretamente mergulhar em uma piscina profunda! É melhor que na primeira vez você o faça em um ambiente "risco zero"; por exemplo, molhar somente os pés na parte rasa da piscina. Para cada programa intencional escalone sua progressão. Mais uma vez, **a regularidade é a chave**.

Exemplo
Vou começar a me afirmar junto ao padeiro. Em seguida, junto ao meu amigo Marcos. Em seguida, junto à minha amiga Jacqueline (que é mais impressionante do que Marcos). Depois, junto ao meu patrão. Etc.

➡ **Sua vez!**
- ....
- ....
- ....
- ....
- ....
- ....

O pensamento refúgio

Quais são as coisas de que você pode facilmente gostar ao seu redor?
Uma roupa, uma joia, seu carro...?
Há animais que desencadeiam seu amor instantaneamente?
Quais são as pessoas de quem você pode gostar com muita facilidade?

- ....
- ....
- ....
- ....
-

Conserve essa lista carinhosamente... Assim que tiver uma "queda de energia" volte sua atenção para um deles, é uma espécie de refúgio.

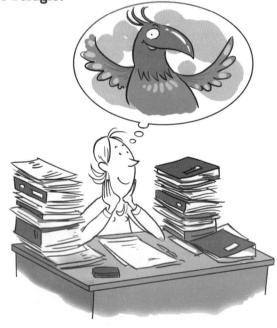

O amor, o contrário do medo.

Depois de ter caminhado de exercício em exercício, depois de ter praticado, você vai constatar uma melhora muito nítida nas emoções que sente no cotidiano.

Se deseja tirar um melhor proveito continue sendo vigilante, dia após dia. Toda vez que surgir uma emoção negativa verifique se está precisando se libertar de um medo... E, nesse momento, utilize uma das duas técnicas.

Seja igualmente consciente de que o medo é ambiente. Você o encontrará nas falas das pessoas com quem convive, nos jornais, nas informações televisivas etc.

*Para evitar ser invadido,
ser parasitado por essas energias
o mais simples é utilizar
o antídoto do medo:*

O amor!

Treine para dirigir vibrações de amor ao seu redor, a todo instante. Se está atento para enviar amor é **absolutamente** impossível estar ao mesmo tempo no medo.

Dia após dia o medo se afasta de você...

Que o amor ilumine seu cotidiano.

Coleção Praticando o Bem-estar
Selecione sua próxima leitura

- ☐ Caderno de exercícios para aprender a ser feliz
- ☐ Caderno de exercícios para saber desapegar-se
- ☐ Caderno de exercícios para aumentar a autoestima
- ☐ Caderno de exercícios para superar as crises
- ☐ Caderno de exercícios para descobrir os seus talentos ocultos
- ☐ Caderno de exercícios de meditação no cotidiano
- ☐ Caderno de exercícios para ficar zen em um mundo agitado
- ☐ Caderno de exercícios de inteligência emocional
- ☐ Caderno de exercícios para cuidar de si mesmo
- ☐ Caderno de exercícios para cultivar a alegria de viver no cotidiano
- ☐ Caderno de exercícios e dicas para fazer amigos e ampliar suas relações
- ☐ Caderno de exercícios para desacelerar quando tudo vai rápido demais
- ☐ Caderno de exercícios para aprender a amar-se, amar e - por que não? - ser amado(a)
- ☐ Caderno de exercícios para ousar realizar seus sonhos
- ☐ Caderno de exercícios para saber maravilhar-se
- ☐ Caderno de exercícios para ver tudo cor-de-rosa
- ☐ Caderno de exercícios para se afirmar e - enfim - ousar dizer não
- ☐ Caderno de exercícios para viver sua raiva de forma positiva
- ☐ Caderno de exercícios para se desvencilhar de tudo o que é inútil
- ☐ Caderno de exercícios de simplicidade feliz
- ☐ Caderno de exercícios para viver livre e parar de se culpar
- ☐ Caderno de exercícios dos fabulosos poderes da generosidade
- ☐ Caderno de exercícios para aceitar seu próprio corpo
- ☐ Caderno de exercícios de gratidão
- ☐ Caderno de exercícios para evoluir graças às pessoas difíceis
- ☐ Caderno de exercícios de atenção plena
- ☐ Caderno de exercícios para fazer casais felizes
- ☐ Caderno de exercícios para aliviar as feridas do coração
- ☐ Caderno de exercícios de comunicação não verbal
- ☐ Caderno de exercícios para se organizar melhor e viver sem estresse
- ☐ Caderno de exercícios de eficácia pessoal
- ☐ Caderno de exercícios para ousar mudar a sua vida
- ☐ Caderno de exercícios para praticar a lei da atração
- ☐ Caderno de exercícios para gestão de conflitos
- ☐ Caderno de exercícios do perdão segundo o Ho'oponopono
- ☐ Caderno de exercícios para atrair felicidade e sucesso
- ☐ Caderno de exercícios de Psicologia Positiva
- ☐ Caderno de exercícios de Comunicação Não Violenta
- ☐ Caderno de exercícios para se libertar de seus medos
- ☐ Caderno de exercícios de gentileza
- ☐ Caderno de exercícios de Comunicação Não Violenta com as crianças
- ☐ Caderno de exercícios de espiritualidade simples como uma xícara de chá
- ☐ Caderno de exercícios para praticar o ho'oponopono
- ☐ Caderno de exercícios para convencer facilmente em qualquer situação
- ☐ Caderno de exercícios de arteterapia